La Guía para Principiantes sobre la Psilocibina

Un Compañero Integral para Viajes Seguros y Transformadores

David Morales Jr.

Para aquellos que buscan explorar las profundidades de su mente y el mundo que los rodea, esta guía es para ustedes.

Table of Contents

Introducción

Entendiendo la Psilocibina

La psilocibina es un compuesto psicodélico natural encontrado en ciertos hongos a menudo referidos como "hongos mágicos". Estos hongos tienen una rica historia de uso en diversas culturas alrededor del mundo, particularmente en comunidades indígenas de América Central y del Sur. Han sido reverenciados durante siglos por sus propiedades espirituales, medicinales y terapéuticas.

Cuando se consume, la psilocibina se convierte en psilocina en el cuerpo, lo que afecta principalmente a los receptores de serotonina en el cerebro. Esta interacción lleva a cambios significativos en la percepción, el estado de ánimo y la cognición. Las personas a menudo informan experimentar una percepción sensorial mejorada, alucinaciones visuales y auditivas vívidas, y un profundo sentido de interconexión con el mundo que los rodea.

Los estados alterados de conciencia inducidos por la psilocibina pueden facilitar profundos conocimientos personales, sanación emocional y una nueva perspectiva de la vida. Muchas personas describen sus experiencias como místicas o trascendentales, lo que a menudo lleva a cambios positivos duraderos en su perspectiva y comportamiento. Las investigaciones han demostrado que la psilocibina puede ayudar a aliviar los síntomas de la depresión, la ansiedad, el TEPT y la adicción, convirtiéndose en una herramienta prometedora para la terapia de salud mental.

Los viajes con psilocibina son altamente individuales, con cada experiencia siendo única. Factores como la dosis, el entorno, la mentalidad y la psicología individual juegan roles cruciales en dar forma a la experiencia. Aunque algunos pueden encontrar momentos desafiantes durante su viaje, estos a menudo conducen a importantes avances y crecimiento personal cuando se navegan con el apoyo y la preparación adecuados.

A medida que exploras el mundo de la psilocibina, es esencial abordarlo con respeto, atención plena y un corazón abierto. Al entender sus efectos, prepararte adecuadamente y integrar los conocimientos adquiridos, puedes desbloquear el potencial transformador de la psilocibina y embarcarte en un viaje de autodescubrimiento, sanación e iluminación.

Beneficios de la Psilocibina

Las investigaciones han demostrado numerosos beneficios de la psilocibina, incluyendo:

Salud Mental:

Una de las áreas más significativas de investigación sobre la psilocibina es su potencial para aliviar problemas de salud mental. Los estudios han mostrado que la psilocibina puede llevar a una reducción sustancial en los síntomas de depresión, ansiedad y TEPT. A diferencia de los tratamientos tradicionales, la psilocibina puede proporcionar alivio duradero después de solo unas pocas sesiones. Esto se debe a su capacidad para fomentar nuevas perspectivas y conocimientos, permitiendo a los individuos procesar y integrar experiencias traumáticas de manera más efectiva. Además, se ha encontrado que la psilocibina reduce la respuesta al miedo, lo que la hace particularmente útil para quienes tienen TEPT.

Creatividad:

La psilocibina es conocida por mejorar el pensamiento creativo y las habilidades para resolver problemas. Las personas a menudo informan experimentar un sentido de imaginación aumentado y la capacidad de pensar fuera de lo común. Esto se puede atribuir a la manera en que la psilocibina interrumpe los patrones típicos de actividad cerebral, permitiendo que emerjan nuevas conexiones y conocimientos. Artistas, escritores y otros profesionales creativos han utilizado la psilocibina para superar bloqueos creativos y explorar nuevas direcciones artísticas. La capacidad del compuesto para mejorar la percepción sensorial también contribuye a experiencias más vívidas y inspiradoras, que pueden canalizarse en esfuerzos creativos.

Bienestar:

La psilocibina puede aumentar significativamente el sentido de conexión, paz y bienestar general. Muchas personas describen una sensación profunda de unidad con otros y el universo, a menudo referida como una "experiencia mística". Estas experiencias pueden llevar a una apreciación más profunda de la vida, la naturaleza y las relaciones, fomentando un sentido de gratitud y contento. Las investigaciones han indicado que la psilocibina puede mejorar la regulación emocional y la resiliencia, ayudando a los individuos a afrontar mejor los desafíos de la vida. Este mejorado sentido de bienestar puede persistir mucho después de la experiencia con psilocibina, contribuyendo a mejoras sostenidas en la salud mental.

Crecimiento Espiritual:

La psilocibina ha sido utilizada durante siglos en rituales religiosos y chamánicos para profundizar la comprensión espiritual y la perspectiva personal. Las personas modernas a menudo informan experiencias similares de despertar espiritual y iluminación. La psilocibina puede disolver el ego, permitiendo a los individuos conectar con su yo interior y el universo de una manera profunda. Esto puede llevar a experiencias transformadoras que redefinen las creencias, valores y sentido de propósito de uno. Muchas personas encuentran que la psilocibina les ayuda a explorar preguntas existenciales y desarrollar una práctica espiritual más significativa y satisfactoria.

Beneficios Adicionales:

Neuro plasticidad:

La psilocibina puede promover la neuro plasticidad, la capacidad del cerebro para reorganizarse y formar nuevas conexiones neuronales. Esto puede mejorar el aprendizaje, la memoria y la flexibilidad cognitiva, permitiendo a los individuos adaptarse más fácilmente a nuevas situaciones y desafíos. La neuro plasticidad también está asociada con la recuperación de lesiones cerebrales y la mitigación del deterioro cognitivo relacionado con la edad.

Red de Modo Predeterminado (DMN):

La psilocibina tiene un efecto profundo en la red de modo predeterminado (DMN) del cerebro, una red de regiones cerebrales interactivas que está activa cuando la mente está en reposo y no enfocada en el mundo exterior. La DMN está asociada con pensamientos autorreferenciales, rumiación y el sentido del yo. La hiperactividad en la DMN está vinculada a condiciones como la depresión y la ansiedad. La psilocibina reduce la actividad en la DMN, llevando a una disminución en el pensamiento rígido centrado en uno mismo y permitiendo un estado de conciencia más fluido y interconectado. Esta alteración puede facilitar profundos conocimientos personales y una ruptura con patrones de pensamiento negativos.

Tratamiento de Adicciones:

Las investigaciones emergentes sugieren que la psilocibina puede ser efectiva en el tratamiento de diversas formas de adicción, incluyendo el alcoholismo, la adicción a la nicotina y la dependencia de opioides. Al interrumpir patrones de comportamiento y pensamiento arraigados, la psilocibina puede ayudar a los individuos a obtener nuevas perspectivas sobre sus comportamientos adictivos y desarrollar mecanismos de afrontamiento más saludables.

Empatía Mejorada y Relaciones Interpersonales:

La psilocibina puede mejorar la empatía y mejorar las relaciones interpersonales. Las personas a menudo informan una mayor capacidad para entender y conectar con otros, fomentando relaciones más compasivas y solidarias. Esta empatía mejorada puede llevar a una mejor comunicación, resolución de conflictos y satisfacción general en las relaciones.

Manejo del Dolor:

Algunos estudios han indicado que la psilocibina puede ayudar a manejar condiciones de dolor crónico. Al alterar la percepción del dolor y reducir la angustia emocional asociada, la psilocibina puede proporcionar alivio para quienes sufren de dolor crónico, fibromialgia y otras condiciones debilitantes.

Conclusión:

Los beneficios de la psilocibina son amplios y profundos, ofreciendo potencial alivio para diversas condiciones de salud mental, fomentando la creatividad, mejorando el bienestar y promoviendo el crecimiento espiritual. Al impactar la red de modo predeterminado del cerebro, la psilocibina puede interrumpir patrones de pensamiento negativos y permitir conocimientos personales transformadores. A medida que la investigación continúa descubriendo su potencial terapéutico, la psilocibina se perfila como una herramienta invaluable para el desarrollo personal y la sanación. Al abordar su uso con respeto y atención plena, los individuos pueden aprovechar el poder transformador de la psilocibina para mejorar sus vidas y las vidas de quienes los rodean.

Consideraciones Legales

El estado legal de la psilocibina varía ampliamente en todo el mundo. En algunos lugares ha sido despenalizada o legalizada para uso médico, mientras que en otros sigue siendo ilegal. Es crucial entender y cumplir con las leyes en tu área para asegurar un uso seguro y legal.

En los Estados Unidos, la psilocibina es considerada una sustancia controlada de la Lista I, lo que la hace ilegal bajo la ley federal. Sin embargo, ciudades como Denver y Oakland han despenalizado su uso y Oregón ha legalizado la terapia con psilocibina bajo condiciones reguladas.

Descargo de Responsabilidad

Esta guía tiene fines informativos únicamente. El autor no aboga por actividades ilegales y no es responsable del uso de psilocibina por parte de cualquier individuo, incluyendo su dosificación y los resultados de sus experiencias. Siempre consulta con un profesional de la salud y adhiérete a las leyes y regulaciones locales.

Parte Uno: Preparación

Estableciendo Intenciones

Importancia de las Intenciones

Definir tus intenciones antes de embarcarte en un viaje con psilocibina es crucial. Las intenciones son los propósitos u objetivos que estableces para la experiencia. Pueden variar desde buscar Ideas personales, sanación y crecimiento espiritual hasta simplemente explorar la conciencia. Establecer intenciones claras puede mejorar significativamente tu viaje con psilocibina, proporcionando dirección y propósito. Las intenciones actúan como una brújula guiándote hacia perspectivas y experiencias significativas. Las intenciones claras ayudan a guiar la experiencia, proporcionando un enfoque que puede influir en la dirección y los resultados del viaje.

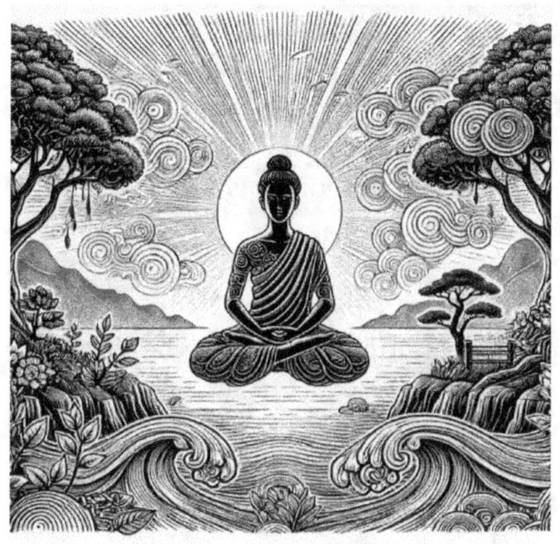

Cómo Establecer Intenciones

Reflexiona sobre lo que esperas ganar de la experiencia. Escribe tus intenciones y revísalas antes del viaje. Pueden estar relacionadas con el crecimiento personal, la sanación, la creatividad o entenderte mejor a ti mismo.

Ejemplos de Intenciones Positivas:

1. Obtener claridad sobre un problema personal:

   - "Tengo la intención de entender la causa raíz de mi ansiedad y encontrar formas de manejarla mejor."

2. Mejorar la creatividad:

- "Mi objetivo es desbloquear mi potencial creativo y generar nuevas ideas para mi arte."

3. Experimentar una conexión más profunda con la naturaleza:

   - "Quiero sentirme más conectado con el mundo natural y apreciar su belleza."

4. Sanar heridas emocionales:

   - "Busco confrontar y sanar traumas pasados que me han estado reteniendo."

5. Obtener perspectivas sobre un aspecto particular de tu vida:

   - "Espero obtener una comprensión más profunda de mi camino profesional y tomar decisiones informadas sobre mi futuro."

Preparación Física

Guías Dietéticas

Lo que comes antes de un viaje con psilocibina puede impactar significativamente tu experiencia. En los días previos a tu viaje, consume alimentos limpios y nutritivos. Evita el alcohol y las comidas pesadas y procesadas. El día de tu viaje, come ligero para prevenir náuseas. Se recomienda una comida ligera y saludable, evitando alimentos pesados y grasosos que puedan causar incomodidad. Algunas personas prefieren ayunar por unas horas antes del viaje para reducir las náuseas y mejorar la claridad.

Ejemplo de un Plan de Comidas Previa al Viaje:

1. Dos Días Antes:

    - Desayuno: Batido con espinacas, plátano y leche de almendras
    - Almuerzo: Ensalada de quinoa con vegetales mixtos y una vinagreta ligera
    - Cena: Salmón a la parrilla con brócoli al vapor y arroz integral

2. Un Día Antes:

    - Desayuno: Avena con bayas frescas y miel
    - Almuerzo: Wrap de pavo y aguacate con zanahorias en tiras
    - Cena: Pollo al horno con batatas y judías verdes

3. Día del Viaje:

    - Desayuno: Yogur griego con un puñado de nueces y semillas

- Meriendas ligeras si es necesario: Fruta fresca, nueces crudas o una pequeña ensalada

Preparando tu Cuerpo

Preparar tu cuerpo es esencial para una experiencia positiva con psilocibina. Asegúrate de estar bien descansado, hidratado y en buena salud física. Participa en ejercicios ligeros, estiramientos y asegúrate de estar bien descansado. El bienestar físico puede influir positivamente en tu estado mental y experiencia general. Una preparación adecuada puede mejorar la experiencia y ayudarte a manejar el viaje con más resiliencia y comodidad.

Ejemplo de Preparación Física Previa al Viaje:

1. Rutina de Ejercicio:

   - Sesión de yoga matutina enfocada en estiramientos profundos y relajación
   - Una caminata ligera o trote suave en la tarde para aumentar las endorfinas

2. Descanso:

   - Asegúrate de dormir al menos 7-8 horas la noche anterior a tu viaje

- Toma siestas cortas si es necesario para sentirte completamente descansado

Hidratación y Descanso

Mantente hidratado y duerme lo suficiente la noche anterior a tu viaje. Estar bien descansado y hidratado ayuda a asegurar que estés físicamente preparado para la experiencia.

Ejemplo de Plan de Hidratación:

1. Dos Días Antes:

   - Bebe al menos 8 vasos de agua durante el día
   - Evita bebidas con cafeína y azucaradas

2. Un Día Antes:

   - Continúa bebiendo al menos 8 vasos de agua
   - Considera tés de hierbas como manzanilla o menta para relajación

3. Día del Viaje:

- Bebe agua regularmente, pero evita la sobrehidratación para prevenir frecuentes visitas al baño

Preparación Mental y Emocional

Meditación y Prácticas de Atención Plena

La meditación regular puede ayudar a calmar tu mente y prepararte para el viaje. Las prácticas de atención plena pueden mejorar tu capacidad para mantenerte presente y navegar la experiencia con facilidad.

Ejemplo de una Rutina de Meditación:

1. Meditación Matutina:

   - Encuentra un lugar tranquilo y siéntate cómodamente
   - Enfócate en tu respiración, inhalando profundamente y exhalando lentamente
   - Dedica 10-15 minutos a despejar tu mente y establecer intenciones positivas

2. Reflexión Nocturna:

   - Reflexiona sobre tu día y las emociones que experimentaste

- Practica la gratitud anotando tres cosas por las que estás agradecido

Abordando Miedos y Ansiedades

Reconoce cualquier miedo que puedas tener y abórdalos a través del diario o hablando con un amigo de confianza.

Entender y aceptar tus ansiedades puede ayudarte a sentirte más preparado y menos aprensivo.

Ejemplo de Abordar Miedos:

1. Ejercicio de Diario:

   - Escribe cualquier miedo o ansiedad que tengas sobre el viaje
   - Reflexiona sobre los orígenes de estos miedos y cómo puedes abordarlos
   - Crea afirmaciones para contrarrestar pensamientos negativos

2. Hablar con un Amigo:

   - Comparte tus preocupaciones con un amigo de confianza que entienda tus intenciones
   - Discute posibles escenarios y cómo podrías manejarlos
   - Busca seguridad y apoyo de tu amigo

Ejercicios de Diario

Escribe tus pensamientos y sentimientos en los días previos a la experiencia. Escribir en un diario puede ayudarte a procesar emociones y clarificar tus intenciones.

Ejemplo de Indicaciones de Diario:

1. Reflexión sobre Intenciones:

    - ¿Qué espero ganar de esta experiencia?
    - ¿Cómo puede este viaje ayudarme a alcanzar mis objetivos?

2. Preparación Emocional:

- ¿Qué emociones estoy experimentando actualmente?
- ¿Cómo puedo abordar cualquier miedo o ansiedad que tengo sobre el viaje?

3. Estableciendo Metas:

- ¿Qué resultados específicos deseo de este viaje?
- ¿Cómo sabré si he alcanzado mis intenciones?

Configurando el Entorno

Creando un Espacio Seguro

Un entorno seguro y cómodo es vital para un viaje con psilocibina. Elige un entorno tranquilo, cómodo y familiar donde te sientas seguro. Asegúrate de que el espacio esté libre de distracciones y interrupciones, con áreas cómodas para sentarse o acostarse, iluminación calmante y acceso a la naturaleza si es posible. Un espacio seguro te ayuda a sentirte seguro, permitiéndote sumergirte completamente en la experiencia.

Ejemplo de Crear un Espacio Seguro:

1. Configuración de la Sala de Estar:

- Arregla asientos cómodos con cojines y mantas

- Usa iluminación suave y cálida, como lámparas o velas
- Asegúrate de que la habitación esté limpia y libre de desorden

2. Configuración al Aire Libre:

- Encuentra un lugar apartado en la naturaleza, como un jardín o parque
- Lleva una silla cómoda o una manta para sentarte
- Rodéate de elementos naturales como plantas, flores y características acuáticas

Eligiendo la Música Adecuada

Prepara una lista de reproducción de música suave para mejorar tu experiencia. La música puede ser una herramienta poderosa para guiar y enriquecer tu viaje. La lista de reproducción de Johns Hopkins es una selección cuidadosamente curada de música diseñada para apoyar y mejorar la experiencia con psilocibina. Esta lista incluye una variedad de géneros y estilos elegidos para guiar y reconfortarte a través de diferentes fases de tu viaje. Muchos encuentran útil usar esta lista de reproducción como telón de fondo para su experiencia.

Ejemplo de una Lista de Reproducción para un Viaje con Psilocibina:

1. Música Ambiental:

- "Weightless" de Marconi Union

- "A Moment of Stillness" de God Is An Astronaut

2. Sonidos de la Naturaleza:

   - "Forest Sounds" de Nature Soundscapes
   - "Ocean Waves" de Relaxing White Noise

3. Pistas Instrumentales:

   - "Clair de Lune" de Debussy
   - "Spiegel im Spiegel" de Arvo Pärt

Artículos Esenciales para Tener

- Ropa cómoda
- Mantas y almohadas
- Agua y meriendas ligeras
- Un diario y bolígrafo
- Objetos significativos (por ejemplo, cristales, fotos)

Ejemplo de Artículos Esenciales:

1. Ropa Cómoda:

   - Telas sueltas y suaves como algodón o lino
   - Capas para ajustar los cambios de temperatura

2. Meriendas:

   - Fruta fresca como manzanas o bayas
   - Nueces y semillas para proteína

- Tés de hierbas para hidratación

Parte Dos: El Viaje

Dosificación

Determinando la Dosis Correcta

Para principiantes, es crucial comenzar con una dosis baja a moderada. Una dosis inicial típica es entre 1 a 1.5 gramos de hongos secos. Este rango de dosis te permite medir tu sensibilidad y reacción a la psilocibina de manera controlada. Las personas con experiencia pueden optar por dosis más altas, pero esta guía se enfoca en principiantes para asegurar una experiencia segura y positiva.

Factores que Afectan la Dosificación

- **Peso Corporal:** Las personas con más peso pueden necesitar dosis ligeramente más altas para lograr los mismos efectos.
- **Sensibilidad:** El cuerpo de cada persona reacciona de manera diferente a la psilocibina. Comienza con una dosis baja y ajústala según sea necesario para futuras experiencias.
- **Entorno y Estado Mental:** Tu estado mental y entorno pueden influir en la intensidad de la

experiencia. Asegúrate de que ambos sean positivos y de apoyo.

Micro dosificación

Qué es la Micro dosificación?

La micro dosificación implica tomar dosis sub perceptuales de psilocibina, típicamente alrededor de 0.1 a 0.3 gramos de hongos secos. Esta práctica tiene como objetivo proporcionar los beneficios de la psilocibina, como el mejoramiento del estado de ánimo y la creatividad, sin inducir una experiencia psicodélica completa.

Beneficios de la Micro dosificación

- Mejoría del estado de ánimo y la estabilidad emocional
- Mejora de la concentración y la productividad
- Aumento de la creatividad y habilidades para resolver problemas
- Reducción de los síntomas de depresión y ansiedad

Horario de Micro dosificación

Un horario común es tomar una micro dosis cada tres días, permitiendo que tu cuerpo integre los beneficios sin desarrollar tolerancia. Ajusta el horario según tu experiencia personal y necesidades.

Ejemplo de un Horario de Micro dosificación:

1. Día 1:
    - Toma 0.1 gramos de hongos secos con el desayuno
    - Monitorea tu estado de ánimo y productividad durante el día
2. Día 2:
    - No micro dosis
    - Reflexiona sobre la experiencia del día anterior en tu diario
3. Día 3:
    - No micro dosis
    - Continúa monitoreando tu estado de ánimo y productividad
4. Día 4:
    - Repite el proceso de micro dosificación y escritura en el diario

Métodos de Consumo

Diferentes Métodos de Consumo

La psilocibina puede consumirse en varias formas, cada una con sus ventajas únicas. Elige el método que te resulte más cómodo y natural.

Hongos Secos

El método más común es consumir hongos secos directamente. Se pueden comer tal como están, pero algunas personas encuentran el sabor desagradable.

Pros: Fácil y directo. **Contras:** El sabor puede ser desagradable; puede causar náuseas.

Diferentes individuos tienen maneras únicas de consumir hongos de psilocibina para mejorar su experiencia y manejar cualquier incomodidad. Por ejemplo:

Algunas personas prefieren masticar los hongos secos lentamente y seguir con un sorbo de agua para eliminar el sabor. Encuentran útil comer un pequeño trozo de jengibre para combatir las náuseas.

Cápsulas

Las cápsulas que contienen polvo de psilocibina son otro método popular. Permiten una dosificación precisa y eliminan el problema del sabor.

Pros: Dosificación precisa, sin sabor. **Contras:** Requiere preparación o compra de una fuente confiable.

Té de Psilocibina

Hacer té con hongos de psilocibina es un método más suave para el estómago y puede tener sabor para mejorar el gusto.

Pros: Más fácil para el estómago, puede enmascarar el sabor. **Contras:** Requiere preparación.

Ejemplo:

Algunas personas prefieren moler sus hongos secos en un polvo fino y ponerlos en remojo en agua caliente con una rodaja de limón y miel. Encuentran el té reconfortante y disfrutan el ritual de la preparación.

Comestibles

Los hongos de psilocibina pueden incorporarse en varios comestibles, como chocolates o productos horneados.

Pros: Puede enmascarar completamente el sabor, experiencia agradable. **Contras:** Requiere preparación, puede alterar la potencia.

Ejemplo:

Algunas personas hacen trufas de chocolate infundidas con psilocibina. Siguen una receta que asegura una distribución uniforme de la psilocibina y disfrutan de este dulce como parte de su viaje.

Preparando Té de Psilocibina

1. **Moler los Hongos:** Usa un molinillo para descomponer los hongos secos en un polvo fino.
2. **Hervir Agua:** Lleva el agua a ebullición y luego déjala enfriar un poco.
3. **Poner en Remojo los Hongos:** Vierte el agua caliente sobre el polvo de hongos y déjalo en remojo durante 10-15 minutos.

4. **Colar y Servir:** Cuela la mezcla para eliminar cualquier partícula sólida y disfruta de tu té.

Ejemplo:

Otros prefieren agregar jengibre y manzanilla a su té de psilocibina para mejorar el sabor y reducir cualquier posible náusea.

Qué Esperar

Sentimientos y Visuales en Diferentes Rangos de Dosis

Los efectos de la psilocibina pueden variar significativamente según la dosis. Aquí hay una guía general de lo que puedes esperar en diferentes rangos de dosis:

1. **Micro dosis (0.1 a 0.3 gramos)**

    - **Sentimientos:** Ligero aumento del estado de ánimo, mayor enfoque, mejor creatividad y euforia leve.
    - **Visuales:** Generalmente no hay alucinaciones visuales. Puedes notar ligeras mejoras en la percepción de colores y agudeza visual.

Ejemplo:

- Emily toma una micro dosis antes de su jornada laboral. Siente un aumento sutil en sus niveles de energía y se encuentra más enfocada y creativa durante sus tareas.

2. **Dosis Baja (0.5 a 1 gramo)**

   - **Sentimientos:** Euforia leve, sentidos aumentados, mayor empatía y pensamientos introspectivos.
   - **Visuales:** Los colores pueden parecer más brillantes y los patrones pueden parecer más vívidos. No hay alucinaciones significativas.

Ejemplo:

   - Alex toma 0.7 gramos de hongos secos y pasa la tarde en un parque. Se siente más conectado con la naturaleza y nota los colores vibrantes de las flores y los árboles.

3. **Dosis Moderada (1 a 2 gramos)**

   - **Sentimientos:** Euforia más fuerte, liberación emocional, introspección más profunda y un sentido de interconexión.
   - **Visuales:** Alucinaciones visuales ligeras a moderadas, incluyendo patrones geométricos, colores mejorados y ligeras distorsiones en la percepción.

Ejemplo:

   - María toma 1.5 gramos de hongos secos y escucha su música favorita. Experimenta una liberación emocional y obtiene nuevas perspectivas sobre sus relaciones personales.

4. **Dosis Alta (2 a 3.5 gramos)**

    - **Sentimientos:** Euforia intensa, experiencias emocionales profundas, introspección significativa y cocimientos espirituales posibles.
    - **Visuales:** Alucinaciones visuales fuertes, incluyendo patrones geométricos complejos, colores vibrantes y cambios en la percepción del tiempo y el espacio.

Ejemplo:

- Jason toma 3 gramos de hongos secos y tiene una experiencia profundamente espiritual. Siente un sentido profundo de unidad con el universo y obtiene perspectivas sobre el propósito de su vida.

5. **Dosis Heroica (4 gramos y más)**

    - **Sentimientos:** Experiencias emocionales y espirituales extremadamente intensas, posible disolución del ego y un sentido de trascendencia.
    - **Visuales:** Alucinaciones visuales extremadamente vívidas y inmersivas, incluyendo ver entidades, experiencias fuera del cuerpo y una alteración completa de la realidad.

Ejemplo:

- Samantha toma 5 gramos de hongos secos en un entorno controlado y seguro. Experimenta la disolución del ego y obtiene profundos conocimientos espirituales que cambian su perspectiva de la vida.

Durante la Experiencia

Qué Esperar Durante las Diferentes Etapas del Viaje

1. **Inicio (20-60 minutos)**

   - **Sentimientos:** Las sensaciones iniciales pueden incluir un sentido de anticipación, ligera nerviosismo o emoción. Pueden ocurrir sensaciones físicas como hormigueo o un ligero zumbido en el cuerpo.
   - **Visuales:** Cambios sutiles en la percepción, como colores mejorados y patrones.

Ejemplo:

- Durante el inicio, puedes sentir un ligero hormigueo en tus manos y un creciente sentido de emoción. Notas que los colores en tu habitación se vuelven más vibrantes.

2. **Pico (2-4 horas)**

   - **Sentimientos:** El pico es la parte más intensa del viaje, caracterizada por fuertes experiencias emocionales y sensoriales.

Euforia, introspección profunda y un sentido
de interconexión son comunes.

- **Visuales:** Alucinaciones visuales vívidas,
  incluyendo patrones geométricos, formas
  cambiantes y colores mejorados. Los objetos
  pueden parecer respirar o moverse.

Ejemplo:

- En el pico de tu viaje, puedes sentir oleadas de
  euforia y un sentido profundo de conexión con el
  universo. Puedes ver patrones intrincados y
  colores arremolinados a tu alrededor.

3. **Meseta (2-4 horas)**

- **Sentimientos:** La intensidad del pico
  disminuye, llevando a un nivel de experiencia
  más estable pero aún significativo. Las
  experiencias emocionales y sensoriales
  permanecen aumentadas pero menos
  abrumadoras.
- **Visuales:** Las visuales continúan pero son
  menos intensas que durante el pico. Los
  patrones y colores permanecen vibrantes pero
  el movimiento y las distorsiones disminuyen.

Ejemplo:

- Durante la meseta, puedes sentir un sentido de
  calma y satisfacción. Los patrones visuales aún
  están presentes, pero menos intensos,
  permitiéndote reflexionar sobre tus perspectiva.

4. **Descenso (1-2 horas)**

- **Sentimientos:** Un regreso gradual a la conciencia normal con sentimientos persistentes de paz, introspección y euforia leve. Algunos individuos pueden sentirse cansados o introspectivos.
- **Visuales:** Las visuales desaparecen y la percepción vuelve a la normalidad. Pueden persistir efectos secundarios leves como una apreciación mejorada de los colores.

Ejemplo:

- Al finalizar el viaje, puedes sentir un sentido de paz y relajación. Las visuales desaparecen y puedes reflexionar sobre tu experiencia con gratitud.

Técnicas para Mantenerse en Tierra

Concéntrate en tu respiración, escucha música o sostén un objeto reconfortante para mantenerte en tierra. Recuérdate que la experiencia es temporal y eventualmente pasará.

Ejemplo de Técnicas para Mantenerse en Tierra:

1. **Ejercicio de Respiración:**

- Siéntate cómodamente y cierra los ojos
- Inhala profundamente por una cuenta de cuatro, mantén por una cuenta de cuatro, exhala por una cuenta de cuatro

- Repite este ciclo por varios minutos hasta que te sientas calmado

2. **Música:**

   - Escucha música instrumental calmante o sonidos de la naturaleza
   - Concéntrate en el ritmo y la melodía para anclar tus pensamientos

3. **Objetos de Consuelo:**

   - Sostén una manta suave o un peluche favorito
   - Concéntrate en la textura y la sensación para traerte de vuelta al momento presente

Manejo de Momentos Desafiantes

Si te encuentras con momentos difíciles, recuérdate que la experiencia es temporal y concéntrate en tu respiración. También puede ayudar cambiar tu entorno ligeramente, como moverte a otra habitación o ajustar la iluminación.

Ejemplo de Manejo de Momentos Desafiantes:

1. **Cambia tu Entorno:**

   - Muévete a una habitación diferente con iluminación más suave

- Abre una ventana para dejar entrar aire fresco
  y sonidos naturales

2. **Afirmaciones Positivas:**

   - Repite frases calmantes como "Estoy a salvo",
     "Esto pasará" o "Estoy en control."
   - Escribe estas afirmaciones y mantenlas cerca
     como recordatorios

3. **Meditación Guiada:**

   - Escucha una pista de meditación guiada
     diseñada para viajes con psilocibina
   - Sigue la voz y visualiza escenas calmantes
     para cambiar tu enfoque

Papel de un Acompañante

Importancia de un Acompañante

Un acompañante puede proporcionar seguridad y
ayudarte a mantenerte seguro durante el viaje. Actúan
como una presencia aterrizada, ofreciendo apoyo si es
necesario.

Eligiendo al Acompañante Correcto

Elige a alguien en quien confíes, que sea calmado y tenga
experiencia con psicodélicos. Asegúrate de que entiendan
su rol y responsabilidades.

Ejemplo del Papel de un Acompañante:

1. **Presencia de Apoyo:**

   - Siéntate tranquilamente en la misma habitación o cerca, listo para ayudar si es necesario
   - Ofrece palabras reconfortantes y contacto físico si es apropiado

2. **Monitoreo:**

   - Mantén un ojo en el estado físico y emocional de la persona
   - Prepárate para intervenir si se sienten angustiados o desorientados

3. **Guía:**

   - Ayuda a la persona a mantenerse en tierra con ejercicios de respiración o conversación
   - Proporciona seguridad y recuérdales sus intenciones y seguridad

Responsabilidades de un Acompañante

El acompañante debe permanecer sobrio y estar disponible para asistirte durante toda la experiencia. Deben proporcionar comodidad, seguridad y ayudarte a navegar cualquier momento desafiante.

Ejemplo de las Acciones de un Acompañante:

1. **Antes del Viaje:**

   - Discute las intenciones de la persona y cualquier preocupación específica
   - Planifica la sesión, incluyendo la configuración del entorno y la preparación de artículos necesarios

2. **Durante el Viaje:**

   - Mantente atento y receptivo a las necesidades de la persona
   - Ofrece guía suave y seguridad sin ser intrusivo

3. **Después del Viaje:**

   - Ayuda a la persona a reflexionar sobre su experiencia y a escribir sus perspectivas en un diario
   - Proporciona apoyo continuo y anima a practicar la integración saludable

Parte Tres: Integración

Inmediato Post-Experiencia

Reflexionando sobre el Viaje

Tómate tiempo para reflexionar sobre tu experiencia a través de la escritura en un diario o hablando con un amigo. Reflexionar ayuda a consolidar las perspectivas ganadas durante el viaje.

Ejemplo de Reflexión:

1. **Prompts de Diario:**

   - ¿Cuáles fueron los momentos más significativos de mi viaje?
   - ¿Cómo me sentí durante el pico de la experiencia?
   - ¿Qué perspectivas o realizaciones tuve?

2. **Hablando con un Amigo:**

   - Comparte los aspectos más destacados y las emociones del viaje
   - Discute cualquier desafío enfrentado y cómo se manejaron
   - Busca retroalimentación y apoyo de tu amigo

Prácticas de Autocuidado

Participa en actividades suaves como yoga, caminar o tomar un baño. Las prácticas de autocuidado pueden ayudarte a sentirte en tierra y nutrido después de la experiencia.

Ejemplo de Prácticas de Autocuidado:

1. **Yoga Suave:**

   - Practica posturas restaurativas como la postura del niño, piernas contra la pared y savasana
   - Concéntrate en la respiración profunda y la relajación

2. **Caminata en la Naturaleza:**

   - Da un paseo en un parque cercano o área natural
   - Presta atención a los sonidos, vistas y olores a tu alrededor para mantenerte presente

3. **Baño Caliente:**

   - Agrega sales de Epsom o aceites esenciales al baño para mayor relajación
   - Remójate durante 20-30 minutos mientras escuchas música calmante

Técnicas de Enraizamiento

Practica ejercicios de enraizamiento como respiración profunda o conectarte con la naturaleza. Estas técnicas pueden ayudarte a sentirte centrado y equilibrado.

Ejemplo de Técnicas de Enraizamiento:

1. **Respiración Profunda:**

   - Siéntate o recuéstate cómodamente
   - Inhala profundamente por la nariz, mantén por unos segundos, luego exhala lentamente por la boca
   - Repite este proceso varias veces hasta que te sientas en tierra

2. **Conexión con la Naturaleza:**

   - Camina descalzo sobre el césped o la arena para sentir la tierra bajo tus pies
   - Pasa tiempo en el jardín o cuidando plantas
   - Siéntate en silencio en un entorno natural y observa tu entorno

Integración a Largo Plazo

Incorporando Perspectivas en la Vida Diaria

Identifica maneras de aplicar las perspectivas ganadas de tu viaje a tu vida cotidiana. La integración se trata de hacer cambios significativos y incorporar nuevas perspectivas.

Ejemplo de Incorporación de Perspectivas:

1. **Crecimiento Personal:**

    - Establece nuevos objetivos basados en las realizaciones de tu viaje
    - Desarrolla una práctica diaria de atención plena o meditación

2. **Relaciones:**

    - Comunícate de manera más abierta y honesta con tus seres queridos
    - Practica la escucha activa y la empatía en tus interacciones

3. **Cambios de Estilo de Vida:**

    - Adopta hábitos más saludables como ejercicio regular, nutrición equilibrada y sueño adecuado
    - Explora nuevos pasatiempos o salidas creativas que se alineen con tus pasiones

Continua la Atención Plena y Meditación

Mantén una práctica regular de meditación para mantener los beneficios de la experiencia vivos. La atención plena puede ayudarte a mantenerte conectado con la perspectiva y el crecimiento logrados durante tu viaje.

Ejemplo de una Rutina de Meditación:

1. **Práctica Diaria:**

    - Dedica 10-20 minutos cada mañana a la meditación
    - Concéntrate en tu respiración y observa tus pensamientos sin juicio

2. **Ejercicios de Atención Plena:**

    - Practica la alimentación consciente saboreando cada bocado y prestando atención a los sabores y texturas
    - Participa en caminatas conscientes enfocándote en las sensaciones de cada paso y tu entorno

Buscando Apoyo si es Necesario

Considera unirte a un grupo de apoyo o buscar ayuda profesional si tienes dificultades con la integración. Hay muchos recursos disponibles para apoyar tu viaje continuo.

Ejemplo de Búsqueda de Apoyo:

1. **Grupos de Apoyo:**

    - Únete a foros en línea o grupos locales enfocados en la integración psicodélica
    - Asiste a reuniones y comparte tus experiencias con otros que entienden

2. **Ayuda Profesional:**

- Busca un terapeuta o consejero experimentado en la integración psicodélica
- Participa en talleres o retiros de integración

Compartiendo tu Experiencia

Hablando con Amigos y Familia

Comparte tu experiencia con personas de confianza que puedan ofrecer apoyo. Hablar sobre tu viaje puede ayudarte a procesar y integrar la experiencia.

Ejemplo de Compartiendo tu Experiencia:

1. **Amigos Cercanos:**

   - Elige amigos que sean de mente abierta y de apoyo
   - Comparte perspectivas y emociones clave de tu viaje
   - Sé honesto sobre cualquier desafío enfrentado y cómo los superaste

2. **Miembros de la Familia:**

   - Acércate a los miembros de la familia que puedan estar interesados o apoyarte
   - Explica tus intenciones y los resultados positivos de tu viaje

- Sé paciente y abierto a sus preguntas y preocupaciones

Uniéndote a Grupos de Apoyo

Conéctate con otros que hayan tenido experiencias similares. Los grupos de apoyo pueden proporcionar un sentido de comunidad y comprensión.

Ejemplo de Uniéndote a Grupos de Apoyo:

1. **Comunidades en Línea:**

   - Únete a foros como Reddit's r/Psychedelics o la comunidad de The Third Wave
   - Participa en discusiones, haz preguntas y comparte tus experiencias

2. **Grupos Locales:**

   - Busca grupos de encuentro locales u organizaciones enfocadas en la integración psicodélica
   - Asiste a reuniones, talleres y eventos para conectarte con otros

Expresión Creativa

Expresa tu viaje a través del arte, la escritura u otras salidas creativas. La creatividad puede ser una manera poderosa de procesar y compartir tus perspectivas.

Ejemplo de Expresión Creativa:

1. **Arte:**

    - Crea pinturas, dibujos o esculturas que reflejen tu experiencia
    - Usa colores, formas y símbolos para transmitir tus emociones y perspectivas

2. **Escritura:**

    - Escribe poemas, historias o ensayos sobre tu viaje
    - Comienza un blog o diario para documentar tu proceso de integración continuo

3. **Música:**

    - Compón canciones o crea listas de reproducción que capturen la esencia de tu experiencia
    - Comparte tu música con amigos o comunidades en línea

Parte Cuatro: Manejo de Experiencias Difíciles

Entendiendo los Malos Viajes

¿Qué es un Mal Viaje?

Un mal viaje se refiere a una experiencia desafiante o negativa mientras estás bajo la influencia de la psilocibina. Esto puede incluir sentimientos de miedo, ansiedad, paranoia o emociones abrumadoras. Es importante entender que los malos viajes pueden ocurrir y saber cómo manejarlos puede hacer una diferencia significativa.

Desencadenantes Comunes para Malos Viajes

- **Entorno y Estado Mental:** Un entorno incómodo o un estado mental negativo pueden contribuir a un mal viaje.
- **Dosis Alta:** Tomar una dosis demasiado alta, especialmente para principiantes, puede llevar a una experiencia abrumadora.
- **Estado Emocional:** La ansiedad, el estrés o problemas emocionales no resueltos pueden amplificarse durante un viaje.

Ejemplo de un Mal Viaje:

Laura, una diseñadora gráfica de 28 años, tomó una dosis alta de psilocibina sin preparación adecuada. Se encontró abrumada por emociones intensas y alucinaciones vívidas, llevando a sentimientos de miedo y pánico. Al entender lo que desencadenó su mal viaje, pudo abordar futuros viajes con mejor preparación y dosis más bajas.

Previniendo los Malos Viajes

Preparación

La preparación a fondo es clave para prevenir los malos viajes. Sigue las pautas en esta guía para establecer intenciones, preparar tu cuerpo y mente, y crear un entorno seguro.

Ejemplo de Preparación:

1. **Establece Intenciones Claras:**

   - Escribe tus objetivos y esperanzas para el viaje
   - Reflexiona sobre estas intenciones regularmente antes de la experiencia

2. **Prepara tu Entorno:**

   - Asegúrate de que tu espacio sea cómodo, seguro y libre de distracciones
   - Reúne artículos esenciales como mantas, agua y objetos reconfortantes

3. **Preparación Mental y Física:**

   - Participa en meditación, escritura en diario y ejercicio ligero

- Come alimentos limpios y nutritivos y mantente hidratado

Comienza con una Dosis Baja

Comienza con una dosis baja para medir tu sensibilidad y reacción a la psilocibina. Aumenta gradualmente la dosis en futuras experiencias si lo deseas.

Ejemplo de Comenzar con una Dosis Baja:

1. **Usuario Principiante:**

   - Toma 1 gramo de hongos secos
   - Monitorea tu respuesta y ajusta según sea necesario en futuros viajes

2. **Aumento Gradual:**

   - Si te sientes cómodo, aumenta a 1.5 gramos en un viaje posterior
   - Continúa ajustando según tus experiencias y nivel de comodidad

Elige el Entorno Correcto

Asegúrate de estar en un espacio cómodo, familiar y seguro. Evita entornos con posibles distracciones o factores estresantes.

Ejemplo de Crear un Entorno Seguro:

1. **Espacio Interior:**

- Configura una habitación acogedora con iluminación suave, asientos cómodos y música calmante
- Asegúrate de que el espacio esté limpio, libre de desorden y sin interrupciones

2. **Espacio Exterior:**

- Elige un lugar apartado en la naturaleza con mínimas perturbaciones
- Lleva una manta o silla y rodéate de belleza natural

Ten un Acompañante de Confianza

Tener un acompañante sobrio y experimentado puede proporcionar seguridad y ayudarte a navegar cualquier momento desafiante.

Ejemplo del Rol de un Acompañante:

1. **Antes del Viaje:**

- Discute las intenciones de la persona y cualquier preocupación específica
- Planifica la sesión, incluyendo la configuración del entorno y la preparación de artículos necesarios

2. **Durante el Viaje:**

- Mantente atento y receptivo a las necesidades de la persona
- Ofrece guía suave y seguridad sin ser intrusivo

3. **Después del Viaje:**

- Ayuda a la persona a reflexionar sobre su experiencia y a escribir sus perspectivas en un diario
- Proporciona apoyo continuo y anima a practicar la integración saludable

Manejo de los Malos Viajes

Mantén la Calma y Respira

Si te encuentras experimentando un mal viaje, concéntrate en tu respiración. La respiración profunda y lenta puede ayudarte a calmar tu mente y cuerpo.

Ejemplo de Mantener la Calma:

1. **Ejercicio de Respiración:**

- Siéntate cómodamente y cierra los ojos
- Inhala profundamente por una cuenta de cuatro, mantén por una cuenta de cuatro, exhala por una cuenta de cuatro
- Repite este ciclo por varios minutos hasta que te sientas calmado

2. **Afirmaciones Positivas:**

  - Repite frases calmantes como "Estoy a salvo", "Esto pasará" o "Estoy en control."
  - Escribe estas afirmaciones y mantenlas cerca como recordatorios

Cambia tu Entorno

Si es posible, muévete a una habitación diferente o ajusta la iluminación. A veces, un cambio en el entorno puede cambiar tu perspectiva y reducir la ansiedad.

Ejemplo de Cambiar tu Entorno:

1. **Muévete a una Habitación Diferente:**

  - Encuentra una habitación con iluminación más suave o luz natural
  - Abre una ventana para dejar entrar aire fresco y sonidos naturales

2. **Ajusta la Iluminación:**

  - Atenúa las luces o usa una lámpara suave para crear un ambiente calmante
  - Evita luces duras o brillantes que puedan exacerbar la ansiedad

Habla con tu Acompañante

Comunícate con tu acompañante sobre lo que estás experimentando. Pueden ofrecer confort, seguridad y ayudarte a mantenerte en tierra.

Ejemplo de Hablar con tu Acompañante:

1. **Comparte tus Sentimientos:**

   - Explica lo que estás experimentando y cualquier miedo o ansiedad específica
   - Permite que tu acompañante ofrezca seguridad y apoyo

2. **Busca Guía:**

   - Pide a tu acompañante ejercicios de enraizamiento o actividades calmantes
   - Sigue su guía para ayudarte a navegar momentos desafiantes

Recuérdate que es Temporal

Recuerda que la experiencia es temporal y eventualmente pasará. Reafirmarte esto puede ayudarte a mantener la calma.

Ejemplo de Recordarte:

1. **Autoconversación Positiva:**

   - Repite frases como "Esto es temporal", "Voy a superar esto" o "Estoy a salvo."

- Enfócate en la naturaleza temporal de la experiencia y los resultados positivos

2. Visualiza el Final:

- Imagina salir de la experiencia sintiéndote renovado y introspectivo
- Visualiza los resultados positivos y cómo los integrarás en tu vida

Participa en Actividades Reconfortantes

Escucha música calmante, sostén un objeto reconfortante o participa en actividades suaves como dibujar o colorear.

Ejemplo de Actividades Reconfortantes:

1. Música Calmante:

- Escucha música ambiental o instrumental con un tempo lento
- Concéntrate en el ritmo y la melodía para anclar tus pensamientos

2. Objetos de Confort:

- Sostén una manta suave, un peluche favorito o una pieza de joyería reconfortante

- Concéntrate en la textura y la sensación para traerte de vuelta al momento presente

3. **Actividades Suaves:**

- Dibuja o colorea en un libro de colorear para involucrar tu mente y manos
- Escribe en un diario o dibuja tus sentimientos y experiencias
-

Contrarrestando un Viaje de Psilocibina

¿Es Posible Detener un Viaje?

A diferencia de sustancias como el alcohol o los opioides, no hay un antídoto directo para contrarrestar un viaje de psilocibina. Sin embargo, hay maneras de manejar y reducir la intensidad de la experiencia.

Hidratación y Nutrición

Beber agua y comer meriendas ligeras puede ayudar a estabilizar tu cuerpo y mente. Evita la cafeína u otros estimulantes.

Ejemplo de Hidratación y Nutrición:

1. **Bebe Agua:**

- Toma agua regularmente para mantenerte hidratado
- Evita bebidas con cafeína o azucaradas

2. **Meriendas Ligeras:**

- Come fruta fresca, nueces crudas o una pequeña ensalada
- Evita alimentos pesados o procesados

Técnicas de Enraizamiento

Participa en ejercicios de enraizamiento como tocar un objeto familiar, caminar descalzo sobre el césped o concentrarte en tu respiración.

Ejemplo de Técnicas de Enraizamiento:

1. **Toca Objetos Familiares:**

- Sostén una manta favorita, un peluche o una pieza de joyería
- Concéntrate en la textura y la sensación para traerte de vuelta al momento presente

2. **Camina Descalzo:**

- Camina sobre el césped, la arena u otras superficies naturales para sentir la tierra bajo tus pies
- Presta atención a las sensaciones y conéctate con la naturaleza

Intervenciones Farmacológicas

En casos extremos, un profesional médico puede administrar medicamentos como benzodiacepinas para reducir la ansiedad y calmar al individuo. Esto debe hacerse solo bajo supervisión médica.

Ejemplo de Intervenciones Farmacológicas:

1. **Busca Ayuda Médica:**

   - Si la situación se vuelve inmanejable o si hay signos de angustia física, busca asistencia médica de inmediato
   - Un profesional de la salud puede proporcionar intervenciones y apoyo adecuados

Buscando Ayuda Médica

Si la situación se vuelve inmanejable o si hay signos de angustia física, busca asistencia médica de inmediato.

Ejemplo de Buscando Ayuda Médica:

1. **Respuesta de Emergencia:**

   - Llama a los servicios de emergencia si tú o alguien más está en peligro
   - Proporciona información clara sobre la situación y cualquier sustancia involucrada

2. **Sigue el Consejo Médico:**

   - Sigue la orientación de los profesionales médicos para asegurar tu seguridad y bienestar

- Sé honesto sobre las sustancias utilizadas y cualquier síntoma experimentado

Conclusión

Embarcarse en un viaje con psilocibina es una experiencia profunda y transformadora que puede ofrecer perspectivas profundas, sanación y crecimiento personal. A medida que te adentras en este viaje, recuerda que la preparación es clave. Al establecer intenciones claras, preparar tu cuerpo, considerar tu dieta y crear un entorno seguro y cómodo, estableces la base para una experiencia significativa y enriquecedora.

La música, como la lista de reproducción de Johns Hopkins, puede mejorar tu viaje, guiándote a través de las diversas fases de la experiencia. Tener artículos esenciales como agua, meriendas, un diario y una manta asegurará tu comodidad y seguridad durante el viaje.

Durante la experiencia, mantenerse presente y abierto a lo que surja es crucial. Cada viaje es único y, al abordarlo con respeto y atención plena, puedes desbloquear su pleno

potencial.

Integrando las experiencias

A medida que integras las perspectivas y lecciones de tu viaje con psilocibina en tu vida diaria, date tiempo para reflexionar y procesar. Escribir en un diario, hablar con amigos de confianza o buscar orientación profesional puede ayudarte a entender tus experiencias y aplicar la nueva sabiduría a tu crecimiento personal y bienestar.

Recuerda que el viaje no termina con la experiencia de psilocibina en sí. Es un proceso continuo de aprendizaje, sanación y evolución. Abraza los cambios, confía en tu camino y continúa cultivando la conciencia y las perspectivas ganados durante tu viaje.

Gracias por elegir esta guía para acompañarte en tu viaje con psilocibina. Que te sirva como un recurso valioso, ofreciendo apoyo, conocimiento y inspiración mientras exploras las profundas profundidades de tu conciencia.

Recursos

Proyecto Fireside

El Proyecto Fireside es una organización sin fines de lucro dedicada a proporcionar apoyo entre pares durante experiencias psicodélicas. Sus servicios están diseñados para ayudar a las personas a navegar momentos desafiantes, integrar conocimientos y asegurar un viaje seguro y positivo. A continuación, se encuentra información esencial sobre el Proyecto Fireside y cómo puedes contactarlos para obtener apoyo.

Sobre el Proyecto Fireside: El Proyecto Fireside ofrece una línea de apoyo gratuita, confidencial y compasiva para personas que están experimentando experiencias psicodélicas. Voluntarios capacitados están disponibles para proporcionar apoyo emocional, orientación y información para ayudarte durante tu viaje. Ya sea que estés preparando para una experiencia psicodélica, actualmente navegando una o integrando las perspectivas después, el Proyecto Fireside está aquí para ayudarte.

Servicios Proporcionados:

- Apoyo entre pares durante experiencias psicodélicas
- Orientación y seguridad durante momentos desafiantes
- Apoyo de integración para ayudar a procesar y entender tu experiencia

- Escucha confidencial y sin juicios

Cómo Contactar al Proyecto Fireside:

- Número de la Línea de Apoyo: 62-FIRESIDE (623-473-7433)
- Sitio web: firesideproject.org
- Disponibilidad: La línea de apoyo opera diariamente, proporcionando asistencia oportuna a quienes lo necesitan.
- Métodos de Contacto: Puedes llamar o enviar un mensaje de texto a la línea de apoyo al 62-FIRESIDE (623-473-7433).

Por Qué Usar el Proyecto Fireside:

- **Confidencial y Compasivo:** Tus conversaciones son privadas y los voluntarios están capacitados para proporcionar apoyo empático y sin juicios.
- **Voluntarios Experimentados:** El equipo de apoyo está compuesto por individuos con experiencia en la navegación de experiencias psicodélicas, ofreciendo consejos prácticos y confort emocional.
- **Accesible y Gratuito:** El servicio es gratuito, lo que lo hace accesible para todos los que necesitan apoyo durante su viaje psicodélico.

Cómo Prepararse: Antes de contactar al Proyecto Fireside, es útil:

- Estar en un entorno tranquilo y seguro donde puedas hablar abiertamente.

- Tener información básica sobre tu experiencia psicodélica, como la sustancia, la dosis y el tiempo de ingestión.
- Estar abierto y honesto sobre lo que estás experimentando y cómo te sientes.

El Proyecto Fireside está comprometido a apoyarte en cada etapa de tu viaje psicodélico, asegurando que te sientas escuchado, entendido y cuidado. Ya sea que necesites asistencia inmediata o apoyo continuo para la integración, su equipo dedicado está listo para ayudarte.

Para más información, visita firesideproject.org o llama o envía un mensaje de texto a su línea de apoyo al 62-FIRESIDE (623-473-7433).

Hoja de Referencia Rápida

Guía de Dosificación de Psilocibina

- **Microdosis:** 0.1 - 0.3 gramos
- **Dosis Baja:** 0.5 - 1 gramo
- **Dosis Moderada:** 1 - 1.5 gramos
- **Dosis Estándar:** 2 - 3.5 gramos
- **Dosis Alta:** 4 - 5 gramos

Consejos Rápidos

- **Duración de los Efectos:**

  - Micro a Dosis Estándar: 4-6 horas
  - Dosis Alta (4-5 gramos): 6-8 horas

- **Tiempo de Inicio:** 20-60 minutos
- **Efectos Máximos:** 2-3 horas después de la ingestión
- **Entorno y Estado Mental:** Ambiente calmado, cómodo y familiar
- **Artículos Esenciales:** Agua, meriendas, diario, manta
- **Integración:** Reflexiona, escribe en un diario, discute tu experiencia
- **Hidratación:** Bebe agua antes y después del viaje
- **Seguridad:** Ten un amigo de confianza o acompañante presente si es posible

Mentalidad Positiva

- **Afirmaciones:** Usa afirmaciones positivas para establecer tu mentalidad
- **Respiración:** Practica la respiración profunda para mantener la calma
- **Aceptación:** Abraza lo que surja durante el viaje

Mejoras Sensoriales

- **Música:** Usa música calmante como la lista de reproducción de Johns Hopkins
- **Iluminación:** La iluminación suave y ambiental mejora la comodidad
- **Naturaleza:** El acceso a la naturaleza puede ser reconfortante y calmante